CÓMO *NO* DEJAR QUE UN TRASTORNO ALIMENTARIO ARRUINE TU EMBARAZO

Este libro es para cualquiera que tenga un historial de trastornos alimentarios, y un útero. Si ese útero tiene un bebé creciendo en su interior, ¡genial! Necesitas leer esto ya. Si ese útero tiene planes de albergar un bebé en el futuro, te conviene leerlo como preparación.

CONTENIDOS

¿POR QUÉ ESTOY ESCRIBIENDO UN LIBRO SOBRE EMBARAZO Y TRASTORNOS ALIMENTARIOS?

Que yo escriba un libro un libro sobre embarazo es delirante. No tengo experiencia como embarazada. Soy la persona con menos probabilidades de quedarse embarazada que conozco. Llevo diciéndole a la gente que no quiero hijos desde que tenía 10 años. Cuando era pequeña, siempre me respondían con un *'cambiarás de opinión'*. A lo que yo contestaba *'no lo haré'*. Y, no lo hice. Cuando tenía 26 años intenté convencer a mi médico para que me esterilizaran. Me dijo que me fuera y me lo pensara. Volví dos semanas más tarde y le dije que me lo había pensado y seguía queriendo hacerlo. Me miró como si no supiera que hacer conmigo. (No era la primera vez que un doctor me miraba de esa manera).

El embarazo no es lo que me desmotiva para tener hijos. Me intriga y creo que sería interesante — más bien como un experimento científico que una puede hacer sobre sí misma. Me gustaría saber cómo es el momento de parir. Pero mi curiosidad no es lo suficientemente grande como para querer aguantar a un hijo el resto de mi vida. Me parece que cualquiera que quiera tener hijos está loco. En serio, es una locura hacerse eso a uno mismo; ponerte en una posición en la que tienes que estar al cargo de otro ser humano para siempre. Diría que no sé por qué la gente lo hace, pero si que lo sé. La razón por la que la gente, de manera voluntaria y con entusiasmo, se mete en una vida de esclavitud es muy simple: la biología. El tiempo apremia. No puedes ignorarlo. Tus genes se apoderan y te hacen sentir que tener un bebé atado a ti (literalmente) todo el tiempo sería la cosa más perfecta y maravillosa del mundo. Ja, pringada.

Por alguna razón, esa parte de mi nunca se manifestó. Gracias a Dios. Soy tan maternal como una mula.

Así que sería totalmente comprensible que estuvieras preguntándote por qué demonios alguien que nunca ha tenido niños ni quiere tenerlos jamás está escribiendo un libro sobre recuperación de trastornos alimentarios en el posparto. Yo no soy ni madre ni médico. ¿Qué me da derecho a escribir este libro?

Los miles de personas con las que he trabajado en su recuperación. Eso es.

A pesar de no haber nunca experimentado el dar a luz por mi misma, he tenido más que suficientes clientas que lo han hecho, y a través de ellas me he dado cuenta de que es un asunto importante en cuanto a los que el estado de recuperación se refiere. O, dicho de otra forma, es el momento perfecto para una recaída.

El tiempo después de parir es un poco tormentoso. Se juntan un montón de cosas que de manera individual pueden no ser gran cosa, pero unidas suponen la montaña de mierda perfecta para fertilizar tu predisposición genética a tener un trastorno alimentario.

Recuperadas; no recuperadas; sin ningún trastorno alimentario previo

Las personas con las que hablo en su posparto se encuentran en tres categorías: recuperadas; no recuperadas; y sin ningún trastorno alimentario previo.

Recuperadas

La categoría "Recuperadas" va desde personas que llevan recuperadas 10 o más años y que sienten que hace mucho tiempo que dejaron su trastorno alimentario atrás, hasta las que se han recuperado más recientemente. Las primeras son las que suelen estar menos preparadas para la tormenta del resurgimiento del trastorno alimentario simplemente porque su trastorno alimentario se ve tan lejano que ni se les pasa por la cabeza que pudiera reaparecer. A menudo se quedan perplejas cuando los comportamientos alimenticios desordenados comienzan a convertirse en un problema de nuevo porque no lo vieron venir. ¿Por qué iban a haberlo visto venir? Nuestra cultura les dice a las mujeres que lo más importante que pueden hacer después de tener un bebé es perder cualquier peso ganado durante el embarazo. Nadie habla de la propensión de las mujeres a sufrir déficit energético en este periodo, que es lo que sucede en realidad.

Si tienes predisposición genética a desarrollar un trastorno alimentario cuando te encuentras en déficit energético, no importa cuanto tiempo hayas estado recuperada. Si vuelves a padecer déficit energético, tu tendencia a los trastornos alimentarios va a despertarse. Para la mayoría de gente que lleva recuperada mucho tiempo, entender que el déficit energético puede acecharles sigilosamente durante este tiempo después de haber tenido el nuevo bebé es suficiente. Saberlo les hace tomar las medidas para asegurarse de que cuidan de sí mismas lo suficientemente para evitarlo. Pero si no disponen de esta información, puede golpearles de manera inesperada.

Por ejemplo "Julie", que contactó conmigo tres meses tras el parto. Se había recuperado de un trastorno alimentario a los 15 años y ahora tenía 32. Había vivido 17 años completamente libre de cualquier tipo de alimentación desordenada y estaba totalmente perpleja al ver que estaba volviendo a experimentar algunos pensamientos y tendencias conductuales. Estaba especialmente afectada por una compulsión de hacer ejercicio que había comenzado al llevar a su bebé de paseo en el carrito. Sentía la necesidad de hacerlo cada día sin importar que tiempo hiciera y esto había llevado a discusiones con su marido. El creía que ella podía pasar más tiempo descansando. Ella no quería.

El problema era que cuando había tenido un trastorno alimentario anteriormente, de adolescente, Julie tenía un peso muy por debajo del apropiado. Esta vez, su peso no era bajo estadísticamente. Le expliqué que no hace falta que una persona esté "baja de paso" para encontrarse en déficit energético. Ella hacía demasiadas cosas y comía demasiado poco. En el tratamiento para su trastorno alimentario previo, a Julie no le habían enseñado nada sobre déficit energético, genética, o movimiento compulsivo, así que le llevo un tiempo reconocer esta manifestación de su trastorno alimentario ligeramente diferente.

Las personas recuperadas más recientemente suelen estar más un poco más alerta ante cualquier cosa que noten en su interior relacionada con su alimentación desordenada. Lo tienen más fresco en el cerebro. He tenido varias clientas que han vuelto a ponerse en contacto conmigo al enterarse de que estaban embarazadas como medida preventiva. Esto es tan inteligente que me hace sonreír. Un ejemplo es "Helen". Helen era una clienta a la que no había visto desde hacía más de un año (porque nadie habla conmigo cuando les va bien). Recibí un email de ella un día, contándome la noticia de su embarazo. Estas eran buenas noticias para Helen ya que siempre había querido tener hijos, pero nunca había conseguido quedarse embarazada estando en déficit energético.

Siempre que recibo "ese" email tengo dos reacciones. Una es "Bien, me alegro por ti." La cual va seguida de "Mierda". Porque se lo que viene a continuación.

Enterarme de que una clienta esta embarazada es una de las únicas veces en las que les digo que deberían plantearse pedir una cita para tener una sesión en la que hablar incluso si creen que siguen por el buen camino. Así de importante es el posparto y lo que en él sucede en lo que se refiere a mantenerse recuperada.

NO RECUPERADAS

Aquellas que no están recuperadas o que están "recuperadas" de manera precaria (recuperadas según su definición de recuperación, pero no según la mía) son las que me ponen más nerviosa al quedarse embarazadas. Sin embargo, diré que la parte del embarazo suele ir bien. A veces hasta les da un empujón en la recuperación. Para muchas, quedarse embarazadas les da vía libre para comer durante nueve meses. Obviamente, eso nunca va a funcionar a largo plazo, puesto que, cuando se acaban esos nueve meses, estas mujeres suelen ser las peores en cuanto a aumentar la restricción.

Como las mujeres en este grupo no han reprogramado su miedo a engordar, tienen más probabilidades de seguir sufriendo una imagen corporal negativa (explico largo y tendido por qué en mi otro libro *Miedo a engordar*). También son más propensas a hacer caso del marketing sobre pérdida de peso para nuevas mamás en las redes sociales, y caerán en la trampa de comer 'sano' (también conocida como ortorexia) porque estos elementos todavía estarán fuertemente afianzados.

Si no estás completamente recuperada antes de quedarte embarazada, la probabilidad de que recaigas una vez hayas tenido al bebé son altas. A menos que hayas leído este libro, por supuesto. Porque ahora sabrás qué hacer. Así que no hay excusas.

Sin ningún trastorno alimentario previo

Algunas personas tienen una predisposición genética a los trastornos alimentarios, pero nunca han entrado en déficit energético, así que no han desarrollado un trastorno alimentario. Dado que amamantar y la nueva maternidad suponen una alta demanda energética, las mujeres que nunca han estado en déficit energético pueden caer en él después de dar a luz y por lo tanto desarrollar un trastorno alimentario.

Las mujeres en esta categoría tienen mala suerte en el sentido de no saber qué es lo que les pasa. No tienen experiencia alguna de haber tenido un trastorno alimentario así que no pueden entender que eso es lo que les está pasando. A menudo las mujeres son diagnosticadas y tratadas de depresión posparto y otros trastornos mentales, pero nadie les habla de trastornos alimentarios. En parte porque a la mayoría de los médicos no están informados de que se puede desarrollar un trastorno alimentario a cualquier edad, y con cualquier peso. Una de las razones es que el periodo de posparto es un desmadre en cuanto a salud mental para la mayoría de las madres, y la alimentación desordenada se queda perdida en medio del caos. Las hormonas, los niveles de estrés, y la crisis existencial de darte cuenta de que vas a tener a un humano diminuto atado a ti para siempre hace que todo se mezcle y sea difícil desenredar y aislar un trastorno alimentario. A no ser que seas yo, porque puedo identificar a ese capullo desde bien lejos. El problema es que las personas que no han tenido un trastorno alimentario anteriormente no saben que tienen uno, así que no hablan conmigo. Tristemente, muchas madres en esta categoría siguen teniendo un trastorno alimentario, no diagnosticado, durante años.

Esta es la situación en la que "Susan" se vio. Ella fue uno de esos emails que me llegan y que comienzan diciendo "No creo tener un trastorno alimentario, pero..." (Sí, recibo montones de esos. *Spoiler*: si me envías un email con una consulta sobre coaching para un trastorno alimentario, probablemente tienes un trastorno alimentario.) Susan tenía un hijo de 8 años y otro de 5 cuando empezó a trabajar conmigo. Había desarrollado un trastorno alimentario durante la lactancia de su primer bebé hacía ocho años, y aun no sabía que tenía uno. Restringía su ingesta, por supuesto. También había empezado a caminar compulsivamente con su primer hijo y seguía haciéndolo, junto con las clases en el gimnasio y la natación que habían surgido más tarde. Se decía a sí misma que su rutina de ejercicio era importante para ella porque era "su" tiempo. Le dije que no cuenta como "tiempo para una misma" si te causa una ansiedad incapacitante cuando te lo saltas por cualquier motivo. El "tiempo para sí misma" era en realidad ejercicio compulsivo disfrazado de cuidado de sí misma. Por cierto, es algo tristemente común.

Susan fue dura de pelar. Estaba exhausta, por supuesto, pero todavía algo resistente a escuchar que tenía un trastorno alimentario, dados los viejos estereotipos que dicen que una solo puede desarrollar un trastorno alimentario si es una adolescente. Nos llevó algo de tiempo hasta que la verdad realmente hizo efecto. Una vez aceptada la realidad, pudimos pasar a que hiciera lo que necesitaba para recuperarse.

Otro ejemplo aquí es "B", de Bélgica. Os dejo que B os cuente su historia con sus propias palabras:

Yo desarrollé mi trastorno alimentario tras mi primer embarazo. Gané "demasiado" peso, según los médicos y mis familiares, en mi primer embarazo (sí, la cultura de la dieta también se da paso entre las embarazadas) así que después del parto mi objetivo era, al igual que el de muchísimas otras nuevas mamás, perder el peso acumulado. Jamás había tenido ningún problema con la comida o mi peso, nunca en mi vida había contado calorías, pero debido a la presión de recuperar nuestro cuerpo de antes de estar embarazadas en nada de tiempo, caí en déficit energético y mi infierno comenzó. Siete meses después me volví a quedar embarazada, y en el primer email que recibí sobre el bebé decían que no hay que comer extra estando embarazada. A pesar de tener hambre, más que antes del embarazo (maldita sea, mi cuerpo estaba creando un humano), ignore todas las señales de mi cuerpo y quedé atrapada en la cultura de la dieta y en mi tercer embarazo mi trastorno alimentario se hizo dueño de mi vida.

B me contó que, echando la vista a atrás, cree que es totalmente inapropiado que se envíe información a las embarazadas diciéndoles que nieguen su hambre. Dice que, como embarazada, ella realmente quería hacer lo que fuera mejor para su bebé, al igual que la mayoría de las madres. Que le dijeran que no comiese "demasiado" tuvo un efecto muy grande en ella y su actitud de siempre querer desempeñar su mejor papel.

Tanto si has tenido un trastorno alimentario antes como si no, si tienes la predisposición genética para ello, te enfrentarás a los mismos desafíos durante el embarazo y después. Entonces, ¿qué se supone que tiene que hacer una persona predispuesta genéticamente a trastornos alimentarios? ¿No quedarse embarazada nunca? No, solo tienes que estar informada.

Mi objetivo con este libro es hacerte consciente de que es increíblemente fácil que se dé déficit energético en el periodo de posparto, para que puedas adentrarte en éste segura de ti misma.

EMBARAZO

"Estando embarazada parece que mi cuerpo se convierte en un vehículo para alimentar al bebé, y para hacer eso yo tengo que alimentar a mi cuerpo... Se sentía como algo natural y yo estaba cómoda con ello... Casi como un interruptor encendiéndose y apagándose" – M

El embarazo suele ir bien. En lo que se refiere al permiso para comer, hasta las personas no recuperadas suelen llevarlo bien en esta parte. Si las personas aún restringen, la mayoría consigue restringir menos. Culturalmente, el embarazo es uno de los únicos momentos en los que se aceptan que una mujer coma lo que quiera y gane peso. Durante nueve meses, tu cuerpo es realmente tuyo. Pero solo porque está incubando a otro ser humano y al patriarcado le gusta esa idea. Se te permite subir de peso y comer sin restricciones no por tu propia salud y bienestar sino por el de tus bebés. Es un cumplido envenenado.

No pasa nada por permitir que tu cuerpo sea un cuerpo y no un objeto, pero solo hasta que nazca el bebé. Entonces vuelves a ser un objeto.

Tristemente, incluso dentro de esta excepción a la regla de *las-mujeres-solo-deberían-comer-ensalada* aceptada culturalmente, encontramos ejemplos de mujeres a las que se les dice que tengan cuidado de no engordar "demasiado" durante el embarazo.

Algunas clientas han reservado una sesión conmigo no porque no les fuera bien en el momento, sino porque habían empezado a tener pensamientos restrictivos acerca del tiempo que vendría una vez el bebé hubiera nacido. Ya se están preocupando de perder el peso que pudieran haber ganado. Aunque pueden comer bien ahora, estando embarazadas, saben que van a pasar un momento difícil después de dar a luz y ya lo están temiendo.

Triste, ¿no? Y esto no lo piensan solo las personas con trastornos alimentarios. La mayoría de las mujeres embarazadas con las que he hablado pasan tiempo preocupándose de cuánto tiempo tardarán en perder peso una vez su bebé haya nacido. Tu permiso para comer, descansar, y escuchar a tu cuerpo, se te retira en el momento en el que ese pequeño humano está fuera de ti. Se supone que tienes que conseguir parecer joven, en forma y tonificada otra vez lo antes posible.

Cuando las clientas me cuentan esto, mi consejo es empezar haciéndole frente a esa mierda tan pronto como se meta en tu cabeza. Si te vienen pensamientos que te dicen que empieces a restringir cuando el bebé haya nacido, tienes que compensar ese pensamiento con un *"por encima de mi cadáver voy a hacer eso"*. Si puedes impedir que esos pensamientos se afiancen desde ya, tienes más probabilidades de poder tenerlos a raya con mayor facilidad después.

Dicho por "R", *"Tener un bebé fue emocionante. Yo no tenía ninguna asociación negativa con engordar por un hijo. Estaba orgullosa. Me dio la oportunidad de respetar mi cuerpo más por lo que era capaz de hacer."*

NÁUSEAS MATUTINAS

Parece ser que las náuseas matutinas no ocurren solo por la mañana. Una estupidez que se llamen así. Otra cosa que aprendí tras hablar con clientas es que pueden ser bastante horribles.

"Antes del embarazo me encontraba en un lugar muy estable en cuanto a mi recuperación, me consideraba totalmente recuperada de hecho."

"Las náuseas matutinas fueron el comienzo de mi pérdida de peso no intencionada. En ese momento no le presté mucha atención, pero echando la vista atrás ahora veo que algunos viejos comportamientos empezaron a emerger lentamente. Algunos de esos comportamientos era saltarme comidas debido a las náuseas y comer porciones más pequeñas debido a una digestión más lenta y un estreñimiento horrible a causa de hormonas del embarazo como la progesterona."

"El posparto fue peor. Dar de mamar, la falta de sueño, un bebé al que atender y niños más mayores que todavía necesitaban mi atención era una experiencia abrumadora y mis necesidades perdieron prioridad enormemente. El déficit continuó y fue a peor, y los pensamientos y conductas del TCA se hicieron más fuertes. Una vez salí de la negación de que todo aquello estaba pasando ya estaba en muy mal lugar mentalmente y parecía que no podía salir de allí.

Los sentimientos de vergüenza y la frustración de que tenía que haberme preparado mejor para la situación me perseguían.

Sé que puedo volver a donde estaba antes de quedarme embarazada porque ya lo he hecho otra vez anteriormente. De ahora en adelante nunca daré por hecho mi recuperación. Nunca me andaré con tonterías que puedan hacerme caer en déficit energético de nuevo. Si alguna vez tengo otro hijo aceptaré el hecho de que me pongo muy enferma y me haré con una sonda de alimentación antes de dejar que esto ocurra otra vez." – B

Un par de clientas me han comentado que las náuseas matutinas al principio del embarazo les supusieron un golpe más fuerte de lo que esperaban. Las náuseas matutinas las hacen comer por debajo de sus necesidades y el problema que se repite es que no se lo toman lo suficientemente en serio. Por ejemplo, una nueva mamá me contó que no encontrarse bien por la mañana le suponía comer mucho más tarde en el día, y mucho menos de lo que hubiera comido normalmente, pero no creyó que hubiera que darle importancia. Aunque tenía en mente que esto estaba haciendo que comiera menos de lo que debía, me dijo que como sabía que solo duraría un par de semanas, no pensó que fuera a hacerle demasiado daño. El problema fue que la hizo dar un paso atrás, y ese es el último lugar en el que quieres estar antes de dar a luz. Aunque sus principales luchas con el retorno de su trastorno alimentario vinieron posparto, ella se pregunta si, habiéndose obligado a consumir más durante el periodo de náuseas matutinas, habría estado en un lugar de más fortaleza física y mental y le habría sido más fácil prevenir el déficit energético al que dio lugar el amamantamiento.

Y esa es la idea. Tienes que ver el embarazo como tu oportunidad de almacenar energía adicional para ayudarte a atravesar el primer año con el nuevo bebé. Las náuseas matutinas del comienzo pueden hacer que tu calibración cambie, y no en el buen sentido.

Por ejemplo, digamos que normalmente te tomas un buen desayuno a las 8 de la mañana. Pero en ese primer trimestre el encontrarte mal por la mañana te hace comer más tarde, y menos, durante un par de semanas. Cuando las náuseas pasen, tu nueva rutina de comer menos y más tarde puede que no cambie tanto como debería. Como estas comiendo más de lo que comías cuando te encontrabas mal, puede que creas que todo va bien. Pero el problema es que tus comparaciones son erróneas. Estás comiendo más en comparación a lo que comías cuando aún tenía náuseas, pero esa comparación es incorrecta. Deberías intentar comer más de lo que comías antes del periodo de náuseas matutinas.

Señalo las comparaciones tanto porque es un proceso muy típico de los trastornos alimentarios. *"Estoy comiendo más de lo que comía antes, por lo tanto, estoy comiendo suficiente." Las personas con trastornos alimentarios lo utilizan mucho para justificar la restricción. Claro que sí, puedes estar comiendo más que antes, pero sigue sin ser suficiente porque lo que comías antes era totalmente inadecuado para tus necesidades. Es uno de esos juegos mentales de los trastornos alimentarios en los que mucha gente se ve inmersa, así que mantente vigilante para detectarlo.*

Ah, y en un tono más distendido, he escuchado relatos diciendo que las náuseas matutinas promueven una ingesta menos restrictiva durante el embarazo. Parece que, para algunas, no comer o comer alimentos bajos en grasa empeoran las náuseas matutinas, lo que les hizo comer alimentos más altos en grasa y no permitirse pasar hambre. Otras me cuentan que desarrollaron un rechazo a sus comidas seguras habituales de manera que optaron por otras versiones que les suponían un reto mayor.

"Lo pasé mal con varios tipos de restricción durante muchos, muchos años, y estaba atravesando una recaída antes del

embarazo. Cuando me enteré de que estaba embarazada, empecé a encontrarme fatal por la mañana y a experimentar aversión hacia ciertos alimentos (curiosamente, hacia los alimentos que consideraba "seguros" – lechuga, verduras y o otros alimentos "sanos" bajos en calorías. Incluso sentía aversión por el café, el cual solía tomar como sustitutivo de algunas comidas). Las náuseas matutinas en realidad me ayudaron a comer lo que necesitaba cuando podía y no lo pasé mal durante el embarazo, ni siquiera cuando las náuseas desaparecieron."- B

MÉDICOS, ENFERMEROS, Y OTROS PROFESIONALES DE LA SALUD

Desafortunadamente, ahora tengo que escribir una sección entera advirtiéndote sobre los efectos negativos de algunos profesionales médicos y cómo estos pueden darte consejos que te lleven a entrar en déficit energético y a desarrollar un trastorno alimentario.

He tenido clientas que me han contado que una de las primeras cosas que les dijeron cuando se confirmaron sus embarazos es *"Recuerda, es un mito que tengas que comer por dos; no necesitas aumentar mucho tu peso."*

¿En serio? De todas las cosas las cosas que se le pueden decir a una persona al darle la noticia de que está embarazada, *¡Felicidades... no engordes! parece ser lo más importante.*

Es casi cómico que el mensaje que se da es que puedes confiar en tu cuerpo para hacer un bebé pero no para gestionar su peso. Puedes confiar en tu cuerpo para saber cuando el bebé está en su punto y listo para llegar al mundo, pero no puedes confiar en él cuando pide alimento. Ah, y vamos a esperar que este cuerpo cree a otro humano, pero vamos a limitar los recursos que le damos para hacerlo porque estamos todos jodidamente aterrorizados de engordar.

Clientas que limitaron su ingesta durante la primera parte de su embarazo me han contado que fueron elogiadas por su médico por no ganar "demasiado" peso. Esto fue un aliciente para concentrar sus esfuerzos en no permitirse ganar peso durante las últimas fases de su embarazo. Creo que todos sabemos que las excusas para limitar lo que comemos a menudo se esconden detrás de ser o estar "sanos" — el famoso "todo el mundo sabe que es saludable hacer ejercicio y comer ensalada" — pero esto es especialmente difícil de ignorar cuando se induce a las mujeres a creer que esa limitación podría significar un embarazo más saludable. Lo que, por cierto, es ridículo. Pero hasta ese punto llega nuestro miedo cultural a engordar — decirle a las embarazadas que no engorden.

He escrito largo y tendido sobre el miedo cultural a engordar que compartimos y mi opinión sobre él en mi otro libro *Miedo a engordar*. Pero, resumidamente, este miedo cultural a la gordura y el sesgo hacía la delgadez afecta a todo el mundo en nuestra cultura, incluyendo los profesionales médicos. El problema con los sistemas de creencias culturales es que no podemos esquivarlos y, a menudo, tampoco identificarlos. Sin duda, el miedo a engordar no existe únicamente en las personas con trastornos alimentarios e, irónicamente, los que nos recuperamos de trastornos alimentarios nos levantamos con menos miedo a engordar que el resto del mundo porque hemos tenido que trabajarlo para recuperarnos.

Nuestros profesionales médicos no solo no son inmunes al miedo a engordar, sino que verdaderamente suelen tener un miedo a engordar amplificado debido a la enorme insistencia que se pone en la lucha contra la obesidad durante su formación en medicina. La importancia de no permitir a la gente ponerse gordos se subraya con boli rojo. Se machaca con el énfasis en promover que la gente haga dieta, y la idea de que no existe tal cosa como demasiado ejercicio está muy extendida entre los profesionales médicos. Lamentablemente, si quieres consejo sobre cómo como desarrollar y alimentar tu trastorno alimentario, tu médico de cabecera es a menudo la fuente perfecta.

Sin embargo, la buena noticia para ti es que, si has leído este libro hasta aquí, puedes darte por advertida. Y como has sido avisada, no tienes excusa para no estar preparada para mandar a la mierda cualquier instrucción de reprimir tu peso durante el embarazo. No puedes controlar lo que sale de la boca de los demás, pero puedes controlar cómo reaccionas tú. No tienes ninguna excusa para dejar que cualquier comentario que alguien haga sobre tu peso estando embarazada te "provoque". Ahora estás preparada.

Los médicos no solo son propensos a altos niveles de gordofobia, sino que también pueden sufrir de trastornos alimentarios. "J" me dijo que a lo largo de su embarazo su medico la animo a continuar con sus altos niveles de ejercicio y constantemente se ponía a sí misma y su embarazo como ejemplo.

"Para el final del tercer trimestre había engordado hasta el límite más alto del peso "esperado" según las tablas en los libros sobre embarazo y me sentí muy avergonzada en una de las visitas. Por alguna extraña razón, la Dra. S decidió anunciarme orgullosamente que ella solo había ganado 6 kilos en todo su embarazo de gemelos."

J también me cuenta cómo la misma doctora le dijo que después de dar a luz volvió inmediatamente a la bicicleta estática:

"Honestamente no sé ni cómo ni por qué surgió el tema, pero me informó orgullosamente de que muy poco después (o puede que incluso al día siguiente) ella se puso de nuevo a hacer bici estática mientras se sacaba la leche."

¡A mi me suena a trastorno alimentario!

Odio tener que advertirle a la gente que el consejo que vaya a darles su médico puede que esté infundido con miedo a engordar.

Pero a veces las cosas con las que salen los profesionales médicos son ridículas. Ha habido mujeres que me han dicho que temían las citas con el médico porque sentían ansiedad ante la posibilidad de ser pesadas y que les dijeran que habían ganado más peso de lo que deberían en el embarazo. Y otras que me han hablado de profesionales sanitarios que las han comparado con otras mujeres embarazadas, como si fuera una competición para mantenerse delgadas durante el embarazo. *"Bueno, esto es bastante más de lo que la mujer que acaba de estar en la consulta ha ganado, y ella lleva el embarazo más avanzado."* He conocido a personas en clínicas de recuperación de trastornos alimentarios a los que les han dicho que comieran arroz de coliflor en lugar de... arroz.

"La nutricionista de maternidad me dijo que solo comiera 300 calorías extra si daba el pecho y que si aún tenía hambre solo debía comerme una manzana para no engordar "demasiado" ... ten en cuenta que estaba unos 10 kilos por debajo de mi IMC cuando me dieron este consejo. Estaba MURIÉNDOME DE HAMBRE durante el primer año de mi bebé mientras duró la lactancia. Una pena no haber sabido sobre la recuperación sin restricciones de ingesta hasta más tarde." - R

Una manzana. Nada más.

SI NO ESTOY RECUPERADA, ¿ES BUENA IDEA QUEDARME EMBARAZADA?

No. Claramente no.

Una o dos veces, ha habido mujeres no totalmente recuperadas que me han dicho que creían que quedarse embarazadas podría ayudarles a motivarse para la recuperación. Es una idea terrible. Primero, puede que tu cuerpo permita que te quedes embarazada, pero eso no quiere decir que no tenga déficit energético, y poner la presión de albergar y nutrir a un niño en un cuerpo que ya está escaso de recursos es hacerle una putada. Dos, si sobrevives a la parte del embarazo, es muy probable que en el periodo de posparto tu trastorno alimentario se vuelva tan loco como un adolescente de 18 años en Ibiza. Tercero, te estás engañando si crees que una distracción te "curará" de tu trastorno alimentario. No lo hará.

Otra cosa que quiero mencionar aquí sobre el embarazo es que no es tan infrecuente ni tan extraño como se podría pensar que mujeres con déficit energético a) tengan la menstruación, y b) se queden embarazadas. Saco el tema porque he visto usar la falta de amenorrea para justificar el conocido argumento "No estoy lo suficientemente enferma". Si esa eres tú, y estás utilizando esa excusa: no la compro. No quiero oírla. Sabes tan bien como yo que no es verdad y que estás permitiéndote usarla como excusa para seguir reprimiendo tu peso corporal Deja de hacerlo.

Los embarazos no planeados ocurren, así que, si no estás recuperada y descubres que estás embarazada, tienes trabajo por hacer, ¡y rápido!

La parte del posparto

Aquí, en mi opinión, es cuando todo el infierno de desata. La tormenta de mierda perfecta, como yo lo llamo.

LA TORMENTA DE MIERDA PERFECTA

Aquí están los cuatro ingredientes:

1. ¡¡Un bebé!!
2. Una cultura de mamás cañón en Instagram publicando gilipolleces sobre como perder el peso ganado durante el embarazo
3. Falta de sueño (ver el nº1, mencionado antes)
4. Predisposición genética a los trastornos alimentarios

#1 ¡¡Un bebé!!

Nada me da más miedo que la simple idea de tener un bebé. Es pura locura. No puedo entender por qué alguien querría hacerse eso a sí mismo, pero parece que formo parte de una minoría en esto porque el resto del mundo parece pensar que los bebés son maravillosos.

Buenos o malos, creo que todos estamos de acuerdo en que los bebés te cambian la vida. Las personas con hijos me dicen que jamás anticiparon el impacto que supondría tener un bebé en sus vidas. Tu cuerpo y tu mente no pueden, ni lo harán, seguir igual que antes después de que algo tan grandioso haya sucedido.

Desde la depresión posparto hasta la psicosis posparto, existe un espectro de problemas de salud mental reconocidos que son relativamente comunes después del parto. Es un momento importante para tu cuerpo y tu mente. Físicamente, estás exhausta, y adentrándote en meses de no dormir lo suficiente, no descansar lo suficiente, y no tener suficiente especio personal. Todo en tu vida ha cambiado y no has tenido un tiempo de transición. No puedes calentar antes de tener un bebé haciéndote cargo de él a tiempo parcial durante una temporada. Pasas de no tener bebés a tener un bebé **todo el tiempo**.

Creo que eso es lo que me aterroriza. Tener un bebé todo el tiempo. Es simplemente la cantidad de compromiso que requiere. Me resulta gracioso cuando la gente hace comentarios sobre lo que supone hacerse un tatuaje como si *eso* fuera un gran compromiso. ¡No es nada comparado con tener hijos!

Esto es probablemente el mayor acontecimiento que puede cambiar tu vida en el te puedes embarcar. Será emocional. ¿Cómo iba a no serlo? Las emociones utilizan energía. Ser emocional es más caro para el cuerpo que no ser emocional. Eso puede significar que quieras comer más. Algunas personas lo llaman alimentación emocional. Yo lo llamo alimentación. Da igual como lo llames siempre y cuando comas. El problema es que mucha gente tiene la impresión de que la alimentación emocional no es una forma válida de comer, y cree que no deberían hacerlo. Así que, intentan no comer, y no satisfacen las necesidades de su cuerpo.

Un bebé trastocará toda tu rutina de vida. Tu vida ya no gira en torno a ti. De repente te encuentras al servicio de otro desinteresadamente, y para mujeres con trastornos alimentarios esto es altamente destructivo. Los trastornos alimentarios aman las rutinas, y son proclives a tener berrinches cuando estas se interrumpen.

Los bebés tienen muchas necesidades. No pueden evitarlo. Literalmente no pueden hacer nada por sí mismos, lo que significa que vas a tener que hacer todo por ellos. Los trastornos alimentarios son conocidos por hacernos obsesionarnos con nosotros mismos. Nuestras propias necesidades; nuestras horas de comer, lista de la compra, y rutina de movimiento y ejercicio inamovibles van en primer lugar, y todos los demás en nuestras vidas tienen que ajustarse a nuestro desordenado horario diario.

Cuando tengas un bebé, para bien o para mal, tendrás que poner a otra persona por delante de ti. No puedes garantizar tener un momento especial de tranquilidad en el que tomarte tu desayuno elegido, porque tener un bebé implica dejar de tener el control absoluto sobre tus planes como antes. Para algunas mujeres en recuperación, esto es lo que les ayuda a salir de su fijación consigo mismas causada por su trastorno alimentario y les ayuda a superar su rigidez. Para otras, es un completo derrumbamiento. No pueden tomarse su habitual momento de calma, medido y calculado, para el desayuno a las 9 de la mañana, de manera que no comen nada. Y todos sabemos a dónde les lleva eso.

"Me avergüenza admitir que gran parte de las dos primeras semanas tras el parto realmente resentía al bebé porque no podía tener mi rutina habitual de salir a pasear y luego desayunar por mi cuenta mientras hojeaba Facebook en mi portátil. Siempre era muy rigurosa con que todo estuviera de esa manera cuando desayunaba. Durante 15 años siempre tomé el mismo desayuno a la misma hora. Sabía que se debía a un trastorno, pero me gustaba. A veces me sentía muy enfadada hacia el bebé por robarme ese momento. Dirigí ese enfado hacia mí, simplemente dejando de desayunar. Como si tuviera una rabieta y me negara a comer si no podía hacerlo de mi manera habitual. Ojalá hubiera podido decir que disfruté de esa etapa del bebé, pero la verdad es que, debido a mi trastorno alimentario, estaba llena de resentimiento por el hecho de que mi rutina fuera alterada." – W

Lo que "W" describe anteriormente no es raro. Puedo imaginarme a mí misma sintiéndome exactamente así si hubiera tenido un bebé cuando tenía un trastorno alimentario. Cualquier persona o cosa que hiciera que mi rutina se viera alterada recibía ira y resentimiento de mi parte. El doble agravante es por supuesto que un mayor déficit energético ocurre cuando no nos permitimos comer por el enfado que ha sido causado por la alteración de nuestra rutina. "W" me contó que ella limitó su ingesta considerablemente durante el primer par de semanas del posparto y al final su marido y sus padres intervinieron y la obligaron a empezar a volver a encarrilarse. Por supuesto, ella estaba furiosa en aquel momento. Pero ahora está agradecida.

"W" no estaba totalmente recuperada cuando se quedó embarazada. Sin embargo, muchas mujeres completamente recuperadas no son capaces de cuidar de sí mismas en ese primer par de semanas después de dar a luz. No puedo echarles la culpa. Tienes un bebé humano al que mantener vivo. Después del parto, el cerebro de muchas mujeres solo puede centrarse en cuidar al bebé. De manera no intencionada, sus propias necesidades toman un segundo puesto. Está claro que muchas veces no se trata de una dejadez intencionada. Es solo que hay tanto espacio en el cerebro dedicado al bebé que la madre se olvida de sí misma. Tan maravilloso como todo el mundo dice que es tener un bebé, también es un gran estresor. Los momentos de estrés y de cambio son los más comunes para el resurgimiento de trastornos alimentarios por el mero hecho de que no te estás centrando en tus necesidades tanto como deberías.

Las demandas energéticas de la lactancia a menudo son pasadas por alto. Tu cuerpo está fabricando leche con la que alimentar a otro ser humano; obviamente esto requiere más energía. Luego está el trabajo adicional que supone tener el bebé. Cambiar pañales, lavar la ropa, etc. Por no hablar de las demandas añadidas de encontrarse en un estado atencional elevado tras haber dado a luz. En resumen, los bebés son energéticamente muy costosos.

#2 Instagram, las redes sociales, y nuestra cultura de mierda

"Es gracioso cómo el vientre y el cuerpo que fueron elogiados y glorificados, que cambiaron y crecieron y se expandieron para crear un bebé y traerlo al mundo, son el mismo vientre y cuerpo inmediatamente escudriñados por no estar lo suficientemente tonificados, o por ser demasiado gordos, o por no ajustarse a algún estándar social una vez el bebé ha nacido..." – K

No es solo Instagram. Son todas las redes sociales. No son solo las redes sociales, es nuestra cultura. Existe la suposición de que las mujeres deben dar a luz sin tomarse apenas tiempo de baja en el trabajo y manteniendo una apariencia absolutamente espléndida, a la vez que cuidan de una familia con ocho hijos sin perder la sonrisa ni el control, y por supuesto sin comer otra cosa que no sea ensalada y entrenando para un maratón. Me pone de los nervios cuando la gente pone #sinfiltros y #vidareal junto a una foto suya en una cocina impecable, con un niño y una botella de leche, y leche derramada colocada al milímetro. Como si eso demostrara que su cuenta en las redes sociales es otra cosa que no sea una ilusión. *"Oh mira, tu niño perfectamente limpio y arreglado ha derramado un vaso de leche sobre tu encimera impoluta y tú te estás riendo para que quede bonito. Sí, totalmente realista. Gilipollas."*

No tengo tiempo para gente con casas ordenadas en las redes sociales. Ni tengo tiempo para fotos posadas de niños angelicales jugando con perros de pelo sedoso. No lo soporto porque es engañoso, y no aporta nada bueno al mundo. ¿Quieres ser de ayuda? ¿Quieres aportar algo de valor? Pues sube una foto de ti a las 4 de la madrugada con vómito de tu bebé por todo tu pijama y tropezones de éste en tu pelo junto a un nene con la cara enrojecida chillando mientras tu otro hijo le huele el culo al perro. Muestra la vida real, no la versión refinada.

Todo lo que la versión de la vida filtrada por Instagram hace es añadir presión social para ser la mujer perfecta en todo. Yo ni siquiera he tenido un niño nunca pero aun así me he topado con la cultura de las madres en las redes sociales. Y, madre mía, puede ser enfermiza. ¿Quieres que te juzguen por cada uno de tus movimientos? Pues únete a Mumsnet. No podrás subir una foto de tu hija comiendo o luciendo alguna prenda de ropa sin que te digan que lo estás haciendo mal. Demasiado nocivo. Hecho en China. No es orgánico. Lleno de soja. Demasiado procesado. No lo suficientemente procesado. Y, por supuesto, *"No tiene edad para comer sólidos todavía y necesita leche maternal hasta que tenga 20 años."* ¡Uf!

Te van a juzgar por hacer y por no hacer. Creo que en eso se resume lo que implica ser padre o madre.

El "peso del embarazo"

"El periodo tras dar a luz fue más difícil de lo que esperaba. Tuve serios problemas con los cambios corporales, por ejemplo, con loquios, y con mis pechos aumentados cuatro veces su tamaño. Ya no tenía tiempo para mí misma y tenía que ser una madre todo el tiempo. La situación me superó. Más las palabras de otras personas que se habían grabado en mi mente, diciendo que era fácil volver al peso previo. Para gestionar los primeros problemas, me concentré en perder peso rápidamente. Se me hizo obvio que había regresado al mal camino, pero no reuní la valentía para pedir ayuda." – A

La presión para perder peso en el posparto me hace querer levantar las manos al aire y declarar a la humanidad una causa perdida porque somos todos realmente estúpidos. Lo menos importante en el mundo después de tener un bebé es perder el peso que hayas podido ganar durante el embarazo de ese mismo bebé.

Los kilos del embarazo están ahí por una razón. La grasa almacenada que protegió al bebé mientras estaba dentro de ti ahora puede ser usada para darte energía a lo largo de los difíciles meses a los que te enfrentas. Esto es un genialidad biológica y evolucionaria. Esa grasa está diseñada para estar ahí. Está ahí porque tener un bebé al que cuidar requiere más recursos de lo que no tener un bebé al que cuidar requiere. Ese peso que ganaste durante el embarazo es la cuenta de ahorros del bebé. Es tu cuerpo preparándose para el acontecimiento increíblemente agotador llamado "cuidar a un bebé".

Que tu misión sea perder el peso que has ganado durante el embarazo es como ahorrar durante 9 meses para poder irte de vacaciones, y después gastarte todo tu dinero en la sala de espera de salidas del aeropuerto. No tienen ningún sentido. A menos que entiendas nuestro miedo cultural a engordar y la cultura de la dieta, en cuyo caso tiene todo el todo del mundo. Porque en nuestra cultura es mucho más importante que las mujeres estén delgadas a que sean naturales y estén sanas.

Que no te sorprenda querer comer chocolate en lugar de ensalada después de dar a luz. No te frustres si estás agotada y quieres descansar más. No hagas caso de las mierdas de las redes sociales y no sigas cuentas de mujeres que publican fotos de sí mismas haciendo ejercicio y comiendo col rizada el día después de haber expulsado al bebé. La gente te confundirá y te dirá que "ya no necesitas comer por dos". Qué cojones. Si tu cuerpo te dice que necesitas combustible, comes. No tienes que escuchar a nadie más que a tu cuerpo. Come exactamente tanto como quieras comer y, por Dios, sé honesta con eso. Tu cuerpo acaba de tener un bebé, lo cual es un milagro; ha desarrollado a otro humano dentro de él. Creo que es seguro concluir que tu cuerpo sabe como arreglárselas. ¿Aun así vas a dudar de él cuando te pida una segunda porción de sándwiches?

Lo repetiré: si se puede confiar en tu cuerpo para crear y desarrollar a un ser humano de la nada, ¡se puede confiar en el para saber cuánto comer!

Creo que "L", que me escribió contándome su historia del embarazo da en el clavo aquí cuando dice que la anorexia es elogiada tras tener un bebé:

"Hola Tabitha,

Te escribí en agosto de 2019 cuando conseguí tener mi primera menstruación natural después de 20 años de anorexia. Para mi sorpresa, me quedé embarazada al mes siguiente. Ya tenía gemelos como consecuencia de tratamientos de fertilidad. Mi tercer hijo, Z, tiene ahora 11 meses y está aquí solo porque encontré tu canal, libros y blog hace casi dos años.

Mi embarazo validó completamente la respuesta biológica. Me quedé embarazada gracias a una alimentación sin restricciones y la ausencia de movimiento compulsivo. En tan solo unas semanas de embarazo caí en déficit energético debido las náuseas matutinas. Me encontraba mal todo el día, incluso me despertaba en medio de la noche con palpitaciones. Me mandaron medicarme dos veces al día. Sin embargo, perdí peso y no me sorprendió que el miedo a engordar y el movimiento compulsivo comenzaran de nuevo. Tuve que volver a comprometerme a las mismas prácticas que me habían sacado del agujero del infierno de la anorexia: bagels, pizza, helado, golosinas, tarta de queso, donuts...

Más adelante a los seis meses de embarazo cuando uno de mis hijos y yo acabamos realmente enfermos de neumonía (a comienzos de marzo antes de que empezaran a hacer pruebas de Covid). Estaba en mi tercer trimestre y perdí 3 kilos en siete días. Durante esa semana fui al medico dos veces y a Urgencias otras dos. Apenas podía salir de la cama, tenía que dormir sentada por la tos, tenías las costillas amoratadas y problemas para respirar. También había perdido mi sentido del gusto y del olfato. Y otra vez déficit energético que desencadeno los mismos pensamientos y acciones. Volví a ponerme manos a la obra, aunque esta vez fue más fácil puesto que ya había pasado tiempo comiendo sin restricciones y descansando.

La experiencia final con esta pesadilla de trastorno alimentario fue después de que Z naciera. Mi cuerpo produce un montón de leche así que también le estaba amamantando. Junta la producción de leche con lo que te acaparan dos niños gemelos de 6 años y un recién nacido y lo tienes: déficit energético otra vez. Nota adicional, la anorexia durante el periodo de posparto es elogiada. Moverse sin parar y perder peso... Yo parecía delgada y productiva, como si lo tuviera todo bajo control. En realidad, tenía ansiedad y estaba agotada y COMPLETAMENTE consumida por pensamientos de comida y movimiento. No era bueno para mi ni para nadie más. Hice lo que tenía que hacer de nuevo: comer y mantener el culo sentado. ¡Qué alivio! Estoy realmente agradecida por haber comido y descansado para salir de tan terrible lugar una vez más. Soy una madre, esposa, amiga y humana mucho mejor cuando estoy alimentada, descansada y presente. Todavía doy de mamar (SOLO A MI BEBÉ) y escucho a mi cuerpo. Para mi eso implica comer algo a mitad de la noche, temprano por la mañana, o cuando sea - en cualquier momento en que mi cuerpo me lo pida."

La anorexia es elogiada muchísimo en nuestra sociedad, y parece que eso también es verdad cuando acabas de tener un bebé. Me doy cabezazos contra la pared de lo triste que es que algo tan superficial como la delgadez sea tan elogiado.

EL PESO DEL EMBARAZO ES UN REGALO

Hay mucha presión para que las nuevas madres se deshagan del peso cogido durante el embarazo. No solo por parte de idiotas en las redes sociales, sino a menudo también por parte de la familia, los conocidos, y, lo has adivinado, los profesionales médicos (se me ponen los pelos de punta cada vez que tengo que escribir sobre lo gordofóbico que es nuestro sistema de salud). Es difícil para una nueva madre, con o sin historial de trastorno alimentario, protegerse de esta presión cultural. Es decepcionante, pero la mayoría del tiempo esta presión viene de otras mujeres, y puede que en forma de "apoyo". *"No pasa nada, cariño, perderás el peso del embarazo pronto."*

Una vez escuché a una camarera decirle a su jefa, *"Uy, parece que estás comiendo por dos, ¿eh? Yo te diría que lo hagas ahora mientras tienes esta excusa porque tan pronto como el pequeño esté fuera tendrás que volver a preocuparte por tu cintura."*

No puedes ni salir a desayunar sin que cualquier extraño haga un comentario sobre lo que comes o tu peso.

Deja que tu cuerpo te indique cuánta comida necesitas y no lo juzgues. ¿Alimentación emocional? Adelante. ¿Comer por estrés? Hazlo. ¿Comer porque algo te hace sentir mejor? Yo te abro un paquete de galletas. Todas las clases de alimentación son válidas. Todas las clases de alimentación son buenas.

Y, por el amor de Dios, deja las redes sociales.

#3 Falta de sueño

Los bebés (como las personas en recuperación) necesitan comer con mucha frecuencia.

Inconvenientemente, esto suele dar lugar a privación de sueño en la madre (y el padre). Los bebés son unos pequeños egoístas. No pueden evitarlo, necesitan una gran cantidad de combustible para crecer. La falta de sueño se añade a la ya increíble tormenta posparto porque tiene un efecto negativo en absolutamente todo y hace que tu mundo sea una porquería.

No tomamos buenas decisiones cuando estamos cansados. No pensamos bien. Nadie está en su momento más fuerte ni lúcido cuando le faltan horas de sueño. La mayoría de nosotros estamos gruñones, irritables, emocionalmente inestables y saltamos a la mínima. Una vez que estaba muy cansada, literalmente lloré por haber derramado un poco de leche. La mayoría de las veces, cuando estoy realmente cansada, la pago con algún pobre que se lleva algún grito.

El gran problema de la falta de sueño para las personas con trastornos alimentarios parece ser que te agota hasta el punto de hacerte sentir que ya no tienes energía para luchar contra tu trastorno alimentario. La motivación, la determinación y todas las cosas que solemos necesitar para hacer frente a los pensamientos restrictivos se reducirán cuando estés privada de sueño. Y eso es lo peligroso. Algunas personas me han dicho que sentirse cansadas hasta el agotamiento soporífero fue una de las razones por las que se dejaron caer en patrones restrictivos para los que debían haber estado mejor preparadas. Alguien lo describió como *"ver el descarrilamiento de un tren a cámara lenta."* Sabía que iba a chocarse de frente, pero estaba demasiado cansada para creer que podía hacer algo para evitarlo. Demasiado cansada para importarle.

Sabes que debería importarte. Quieres que te importe. Pero simplemente... no te importa. Porque estás agotada.

Sé que los patrones de sueño son un tema muy controvertido y no estás preparada para meterme en ese jardín. Me voy a distanciar del debate de si debieras coger a tu hijo cada vez que lloriquea o intentar que se adapte a un horario. No tengo experiencia personal sobre el tema. Sin embargo, he tenido clientas que me han contado algo sobre el asunto que es esclarecedor y creo que podría ser de ayuda plantearse.

Una clienta, "W", me dijo que sabia que estaba utilizando el hecho de que su bebé no quería dormir toda la noche de un tirón como excusa para moverse más y descansar menos de lo que debía. Algo sobre lo que he escrito mucho es lo que llamo el *efecto mártir* de un trastorno alimentario. Es cuando nuestros cerebros nos refuerzan positivamente por ser más activos y productivos que los demás, lo que se convierte en tener totalmente a nuestro cargo las tareas del hogar como si se trataran de un tesoro enterrado. (Trato la dinámica que hay detrás de esto y otras características extrañas de los trastornos alimentarios en: *¡Rehabilitación, reprogramación, recuperación!*)

Este efecto mártir puede manifestarse de muchas formas. En mi caso, yo siempre era la que cocinaba y limpiaba. Pobre el que se ofreciera a intentar ayudarme a vaciar el lavavajillas porque no había nada que me cabreara tanto como que alguien me quitara el poder cruzarme la cocina caminando con los platos. Nadie más tenía permiso para pasar la aspiradora. Para mi era como un insulto personal que lo hicieran. Yo lo hacía todo. Frenéticamente.

Sé que era efecto del trastorno alimentario porque desde que me recuperé hago prácticamente lo que sea para evitar limpiar, o cocinar. No vamos a andarnos con rodeos; soy un poco vaga.

De cualquier manera, creo que si tu trastorno alimentario comienza a establecerse cuando estás embarazada, o después de tener un niño, notarás este efecto mártir emerger a pleno gas. Y le encanta el hecho de que tengas un bebé y de que todo el mundo sabe que si tienes un bebé tienes que hacer todo lo que está en tu poder para cuidar al bebé lo mejor que puedas. Y le da la vuelta a esto para implicar que, si tu bebé lloriquea y tú no estás a su lado al momento, con los pechos fuera, eres una madre horrible. Esto es lo que hace que tu deseo de cuidar a tu bebé pase de ser algo bonito a algo psicótico.

Pues yo digo que a la mierda con eso.

No estoy señalando a nadie ni intentando atosigarte. No te estoy diciendo que no atiendas a tu bebé. Solo quiero que reflexiones sobre este asunto. ¿Cuánto del deseo de correr al auxilio de tu bebé cada vez que se tira un pedo tiene que ver con tu trastorno alimentario? Espero que llegues a la conclusión de que serás una mejor madre a largo plazo (¡y tener hijos es claramente una carrera de fondo!) si priorizas tus propias necesidades, incluyendo dormir.

#4 Predisposición genética a los trastornos alimentarios

Esta predisposición genética significa que si entras en déficit energético, se desata el infierno. No me meto en los trastornos alimentarios o como recuperarse de ellos en general en este libro. Ya he escrito otros tres libros con mi opinión al respecto.

Estos genes, por supuesto, son el elemento principal de esta tormenta de mierda en el posparto. Tu reacción biológica al déficit energético es la clave del caos, y es la razón por la que, si no te adelantas a ella, los problemas provocados por el parto pueden continuar, y continuarán, durante años después cuando tu hijo ande, hable y le salga barba.

Muchas mujeres con las que trabajo cuyos trastornos alimentarios empezaron tras dar a luz tienen hijos en enseñanza secundaria o más mayores. Llevan dando tumbos con un trastorno alimentario más de diez años. Algunas han sido diagnosticadas, la mayoría no. Todavía sucede que las personas que no son adolescentes en el momento de la activación del trastorno alimentario son pasadas por alto por sus médicos cuando se trata de detectar trastornos alimentarios. El otro elemento para tener en cuenta aquí es que, por supuesto, puedes tener un trastorno alimentario en cualquier peso. No hace falta que estés delgada como un palo para tener un trastorno alimentario, ni siquiera hace falta que seas menuda. Puedes tener un trastorno alimentario y tener un cuerpo más grande. Este concepto todavía es totalmente desconocido para muchos facilitadores de tratamiento para trastornos alimentarios, ni te cuento para un médico de cabecera promedio.

Si tienes más de veinte años y no estás en los huesos (y en mi opinión la mayoría de las personas entran en esta categoría) es probable que se les pase tu caso. En muchas ocasiones, cuando finalmente tengas el coraje de pedir ayuda, tendrás que luchar para convencer a tu médico de que tienes un problema. Tendrás que luchar por ti misma, y tendrás que enseñarle que los trastornos alimentarios se dan en personas de cualquier talla. Esto es sumamente injusto, no es tu trabajo y no deberías tener que hacerlo, pero es la realidad.

Las mujeres con experiencia previa en trastornos alimentarios al menos saben de que va la cosa y son capaces de reconocer una recaída, pero esto no quiere decir que cuando se encuentren en plena recaída se quieran recuperar, y aun así pueden tardar años y años en llegar a mentalizarse, si es que lo llegan a hacer. Las mujeres sin un historial de trastornos alimentarios normalmente ignoran que tienen un trastorno alimentario cuando les ocurre en el posparto porque 1) creen que tienes que querer perder peso intencionadamente para tener un trastorno alimentario, 2) creen que tienes que ser una adolescente para tener un trastorno alimentario, y 3) creen que tienes que estar súper delgada para tener un trastorno alimentario. Así que básicamente todos los estereotipos juegan en su contra incluso para reconocer cuál es el problema. Además, a menudo atribuyen los cambios que notan en ellas mismas a todas las demás adversidades que están gestionando después de dar a luz, como la falta de sueño, problemas de salud mental como la depresión posparto, y tener un bebé al que cuidar. Es común en una consulta con una clienta, que cuando les pregunto desde hace cuánto tienen el trastorno alimentario, podamos situar el origen justo tras haber tenido su bebé. Y, para muchas mujeres, esta es la primera vez que se sientan y le dan sentido a todo.

Si yo estuviera al cargo de todo, daría formación sobre trastornos alimentarios a todas las personas que trabajan con embarazadas. Me parece que está enormemente infravalorado cuantas mujeres desarrollan trastornos alimentarios después del parto y pienso que es algo que debería estar en lo alto de la lista de cosas sobre las que educar a todo el mundo.

Los profesionales — médicos, enfermeros, matronas, ginecólogos, servicios sociales — así como las mujeres que tienen bebés y sus familias. Si podemos hacer que las parejas se involucren y estén vigilantes ante cualquier signo de trastorno alimentario de sus compañeras, creo que realmente muchos trastornos alimentarios se erradicarían antes de emerger por completo o hacerse más grandes.

Me parece que la experiencia de "LA" subraya por qué creo que esto es tan importante:

"Hace años, cuando estaba embarazada de mi tercer hijo, empecé a correr. Corrí durante todo el embarazo y después de tener el bebé empecé a incrementar los kilómetros que hacía para prepararme para una maratón. Corría una media de 8 kilómetros al día, a veces 10. También le daba el pecho al bebé. Tras dejar de darle el pecho nunca volví a tener la regla. No pesaba menos de lo indicado para mi complexión, pero echando la vista atrás estoy segura de que me encontraba en déficit energético. Sí que perdí unos 10 kilos con tanto correr. Y hasta hoy (ahora tengo 66 años) nunca había tenido una regla. Desaparecieron cuando tenía 24 años. Durante todo este tiempo he luchado contra los "atracones" y ahora sé porqué gracias a tu libro y tus videos. ¡Me movía compulsivamente de una manera increíble! Nunca llegué a estar extremadamente delgada hasta los 59 años, estando en proceso de hacerme dentaduras postizas después de haber perdido casi todos mis dientes. Adaptarme a

llevarlas era bastante doloroso y perdí tanto peso que tuve que ser ingresada para tratarme en un centro de hospitalización. Imagino que esa es más o menos la historia que necesitas, pero creo que mi trastorno alimentario empezó antes de los 59, cuando entré en déficit energético a los 24 años, después de tener un bebé y corriendo maratones."

LA ha tenido un trastorno alimentario durante 44 años. ¡Cuarenta y cuatro años! Comenzó cuando estaba embarazada de su tercer hijo. Me puedo imaginar que fue elogiada por ser tan activa durante su embarazo. De esos 44 años, 37 sin ser diagnosticada. Me pregunto cómo habría sido la vida de L.A. si hubiera tenido un profesional médico en su vida, durante ese embarazo, que hubiera entendido que el déficit energético puede ocurrir durante el embarazo y el posparto.

Y... AHORA, ¿QUÉ?

¿Cuál es la solución?

No tengas hijos.

Es broma. Entiendo que no puedo ir por ahí diciéndole a las mujeres que no se queden embarazadas nunca así que tengo que intentar reunir algunos comentarios constructivos para concluir este libro.

Los dos componentes principales para tener un embarazo exitoso y sin recaídas son:

1. Preparación
2. Nada de excusas

Ahora sabes lo que sabes así que no finjas que no lo sabes. Si has leído hasta aquí ya te he hechizado para mantenerte fuera de cualquier potencial para caer en déficit energético durante y después del embarazo así que no te atrevas a actuar como si las náuseas matutinas o la falta de sueño o el estrés de tener un bebé te hubieran cogido por sorpresa. Ahora que sabes que el embarazo es una gran oportunidad para caer en déficit energético, no tienes excusa. No puedes permitir que suceda. Vamos a planificar.

PLANIFICACIÓN DEL EMBARAZO: OPERACIÓN "NO DEJAR QUE EL EMBARAZO ME ARRUINE LA VIDA"

Tan pronto como sepas que estás embarazada, tienes que desplegar la operación "No dejar que el embarazo me arruine la vida". Por suerte, esto es tan sencillo como no dejarte caer en déficit energético. Y tú sabes lo que eso quiere decir: no comer menos de lo que necesitas.

Sí, "no comer lo suficiente" es subjetivo. Mi definición de "no comer lo suficiente" es comer menos de lo que tu cuerpo necesita. Date cuenta de no estoy poniendo una cantidad de calorías en *"lo que tu cuerpo necesita"*, y eso es porque la única persona que sabe fielmente lo que tu cuerpo necesita comer es tu cuerpo. Esto significa que no podemos responder a esta pregunta con una cantidad de calorías. No, lo que tenemos que hacer es mucho más simple pero increíblemente controvertido. Tenemos que escuchar a nuestro cuerpo.

Escucha. A. Tu. Cuerpo.

Quiere decir que tienes que respetar y responder a las señales de hambre que te da tu cuerpo. Y, si me conoces, sabes que me refiero a hambre física y **mental**. La definición de hambre mental es: pensar en comida.

Si tu médico te dice que solo necesitas comer un poquito más por estar embarazada pero tu cerebro está obsesionado con galletas todo el día, te digo que escuches a tu cuerpo más que a tu doctor.

Digo esto porque tu cuerpo, al contrario que tu doctor, no está influenciado por nuestra cultura de gordofobia. En vez de eso, tu cuerpo está influenciado por miles de años de evolución. Tu cuerpo no te juzga. Tu cuerpo no se preocupa por ser atractivo. Tu cuerpo está sobreviviendo. Tu cuerpo, por lo tanto, es la autoridad en esto.

Náuseas matutinas

Cuenta con que las vas a tener. Con suerte no, pero, si aparecen, estarás preparada.

Tómate las náuseas matutinas en serio. No caigas en la trampa de pensar *"no van a durar mucho y no me apetece comer, así que hoy no comeré mucho."* Quiero que hayas meditado esto con antelación de manera que, si las náuseas llegan, ya tengas algunos trucos en la manga para ayudarte a mantener tu ingesta de energía elevada. No puedes permitirte llegar a ningún punto cercano al déficit energético.

No me importa si no te encuentras bien. No me importa si no quieres comer. Cómete la comida. Si no puedes comértela, bebe batidos. Y no, no quiero decir que solo tomes zumos. Me refiero a los batidos tradicionales que incluyen leche real (entera), helado, y deliciosidad.

Como ves, da igual como te apañes para hacerlo, lo que consigas comer, o cuándo. Lo que importa es que consumas lo suficiente para mantenerte bien y verdaderamente lejos del déficit energético.

¿Quieres consejos para abordar las náuseas durante las mañanas en las que te encuentras mal? No me mires a mí. Yo no he tenido este tipo de experiencia así que no soy de mucha ayuda. Dicho esto, sí que pregunté a algunas amigas, y esto es lo que aconsejan:

- *Necesitaba tener oyster crackers o Cheerios al lado de la cama y comerme alguno antes de plantar los pies en el suelo. ¡Me costó aprender, pero lo hice por propia experiencia durante mi primer embarazo!*

- *Coca-Cola en botella de vidrio. La formula original tiene 'algo'.*

- *Galletas de jengibre, cosas para picar, y mucho descanso*

- *Comía muchos trozos de tartaletas de mantequilla de cacahuete Reese's y batidos.*

- *En realidad, se me antojaban alimentos muy grasos. Escucha a tu cuerpo. Lo creas o no, las hamburguesas y patatas fritas de Wendy's fueron las únicas cosas que me ayudaban.*

- *El jengibre ayuda más que cualquier medicina anti-náuseas de la farmacia.*

- *Caramelos, barritas y burritos de frijoles*

- *Me daba la sensación de que si alguna vez tenía el estómago completamente vacío sería mucho peor así que picaba galletas saladas con mantequilla de cacahuete.*

- *Mi experiencia: no te bajes de la cama, del sofá, o incluso te muevas sin antes haber comido algo pequeño, salado (algo de azúcar puede ir bien también) y seco. A mí me funcionaban las galletas saladas y los oyster crackers. Con dos o tres tenía suficiente, luego esperaba un par de minutos antes de moverme. Conseguía seguir una vida normal sin apenas náuseas si seguía esto a rajatabla. Tenía que hacerlo cada vez que salía de la cama o me levantaba de una silla. Tenía pequeños boles con crackers distribuidos por toda la casa.*

- *No dejes de comer nunca. Come pequeñas cantidades de comida, y consigues mantener a raya las náuseas.*

- *El mejor consejo que me dieron, y que funcionó en mi caso, fue que cuando sientas náuseas tengas algo para comer. No suena intuitivo, pero funciona. Comer hizo que mis náuseas matutinas desaparecieran. Sin embargo, la mayoría de mujeres solo pueden tolerar determinados alimentos de dieta blanda (crackers y pan) para ayudar a controlar las náuseas.*

Si tienes náuseas es tu responsabilidad asegurarte de que te las arreglas para comer suficiente. Me da igual cómo lo hagas. Ten una pizza debajo de la cama para comer a mitad de la noche si ese es el mejor momento. Cómelo todo tumbada si eso es lo que necesitas. No bebas nada más que Coca Cola si eso es lo que te funciona. Come chocolate para desayunar. Come donuts en el baño. Nada es más importante que evitar el déficit energético así que estate preparada para ignorar todas las convenciones y ser creativa.

Eres una persona inteligente. Problema resuelto.

SUEÑO

Lo sé, lo sé, lo sé. Soy una idiota que nunca ha tenido hijos diciéndole a mujeres con hijos que duerman más.

La única experiencia que tengo con falta de sueño causada por bebés es con yeguas pariendo. Cuando una de mis yeguas da señales de ir a parir pronto, me levanto cada hora para asegurarme de que está bien durante toda la noche para poder asistirla en el parto si necesita ayuda. A veces, esto puede durar días; es agotador. Pero en cuanto el potro está fuera, me vuelvo a dormir a mi acogedora cama porque la yegua se encarga de todo. No tengo que hacer todas las tareas del posparto. Tú sí.

Entiendo que ni puede ser ni será perfecto. Pero quizás puede ser un poco mejor. Quizás tengas una pareja que puede dar al bebé algunas tomas por la noche. Voy a corregir eso: si tienes una pareja, puede dar algunas tomas por la noche. Quizás puedas echarte un par de siestas durante el día cuando el pequeño este durmiendo en lugar de pasar el tiempo intentando ponerte al día con las tareas del hogar. A lo mejor no importa que la casa esté desordenada por el momento. Quizás nunca importe.

Lo que estoy diciendo es que incluyas tus propias necesidades en el proceso de decisión llevado a cabo. Sí, quieres hacer todo lo que estén en tu mano por tu bebé, pero tu propia salud *es* la salud de tu bebé. Si no duermes lo suficiente estarás irritable, tomarás malas decisiones, y tendrás más probabilidades de sufrir problemas de salud mental. Ninguna de estas cosas favorece al bebé, ¿no?

Lo que he observado que pasa mucho entre las personas con trastornos alimentarios es que cualquier atisbo de tiempo libre en el que se separan del bebé lo pasan hacienda ejercicio. Por supuesto, eso se debe principalmente al movimiento compulsivo de sus trastornos alimentarios. Tampoco ayudan los medios que promueven la idea de que la salud en el posparto debería incluir correr, montar en bici, ir al gimnasio, y preferentemente un entrenador personal especializado en "pérdida de peso posparto".

Lo que les cuesta ver a muchas nuevas mamás es que no siempre es verdad que no tengan tiempo para descansar, sino que no están priorizando el descanso cuando tienen tiempo para ello. En su lugar, priorizan actividades que se venden como soluciones para perder peso.

En el periodo de posparto, definiendo "tiempo libre" como cualquier momento en el que no estás cuidando al bebé, a continuación, te ayudo a priorizar lo que debes hacer:

1. Asegurarte de comer lo suficiente

2. Asegurarte de dormir lo suficiente

Todo lo demás se hace solo cuando estas dos cosas ya hayan tenido lugar.

Dormir va a ser otro problema que solucionar. No habrá una única solución que funcione para todas, pero habrá cosas que puedas probar y ver si te funcionan. Tómate la falta de sueño en serio e intenta encontrar soluciones de manera activa.

INGESTA DE ALIMENTOS

Si estás completamente recuperada y embarazada tienes que evitar el déficit energético para seguir así. Si no estás completamente recuperada y estás embarazada tienes que sacarte a ti misma del déficit energético tanto como sea posible. Si no tienes historial de trastorno alimentario y estás embarazada es probable que no estés leyendo este libro, pero por si se diera el caso lo diré de todos modos: tienes que permanecer fuera del déficit energético porque podrías tener la predisposición genética para desarrollar un trastorno alimentario y, si la tienes y no comes lo suficiente, total caos, infierno y destrucción de desatarán en tu vida.

Por si no has leído lo anterior: ante la duda, come más.

No sabes dónde está la línea en tu caso. Nadie lo sabe en realidad. Yo creo que tengo una ligera idea de dónde se encuentra mi línea prolongada de déficit energético — esa que una vez cruzada libera al diablo— pero no lo sé realmente y no voy a ponerla a prueba. Por eso digo que, ante la duda, comas más. Porque comiendo más no puedes equivocarte. Ser precavida es comer más.

No tienes ni idea del peaje que tu cuerpo tendrá que pagar por el parto. No sabes cuánto tienes que dar el pecho para acabar consumida. No puedes estimar hasta qué punto el estrés que traerá el bebé va a ser una demanda constante. Energéticamente, tener un bebé no es algo que pueda ser contado en calorías. Por lo tanto, tienes que tirar por lo alto en el presupuesto. De la misma manera en la que estás (si eres lista) apartando unos ahorros para estar preparada ante posibles gastos inesperados, deberías estar creando una reserva para tu cuerpo. Considéralo un seguro.

Como madre, tú eres la responsable final. Sí, tu pareja puede cambiar algún pañal y dar al bebé algunas tomas por la noche, pero, aunque creemos que hemos evolucionado mucho, la persona que tiene el útero sigue siendo la que produce la descendencia. Es el cuerpo femenino el que carga con el coste del parto y la mayoría de la crianza, y sé que no es políticamente correcto decirlo, pero eso no lo hace menos cierto. Tienes que estar bien. Tienes que evitar caer en déficit energético.

Con la alta incidencia de trastornos alimentarios en general y especialmente teniendo en consideración que muchas mujeres parecen desarrollar o volver a desarrollar un trastorno alimentario durante el embarazo, voy a ser clara y decir que seguir las recomendaciones calóricas que te dé tu doctor no van a serte de mucha ayuda para mantenerte fuera del déficit energético. Seré más clara aun y diré que las recomendaciones calóricas son una estupidez (incluso cuando es tu médico quien te las da). Contar calorías y limitar tu ingesta no funciona como iniciativa para *mejorar* la salud. Para muchos de nosotros, prestar demasiada atención a la ingesta de calorías ha resultado empeorar nuestro estado de salud tanto física- como mentalmente. Dado que todo el énfasis ha sido puesto en reducir el peso corporal de las personas a través de la limitación de la dieta, como sociedad tenemos tanto mucha más gente con trastornos alimentarios que antes, como tasas más altas de obesidad. Evidentemente, contar calorías y limitar la ingesta no ha valido de nada que no sea traernos problemas. Así que olvídate de todas las recomendaciones calóricas para el embarazo y la lactancia. Come sin limitaciones y, por Dios, escucha a tu cuerpo y, ante la duda, simplemente come más. No hace falta darle más vueltas al asunto. Deja que sea tan sencillo como se supone que debe ser.

Reprogramación neuronal

Tendrás algunos conceptos y sistemas de creencias aprendidos culturalmente en los que trabajar con reprogramación neuronal durante y tras el embarazo. La idea de que las mujeres deberían dar la luz sin perder el control y ser capaces de hacerlo todo es una de esas creencias. La idea de que tienes que perder el peso del embarazo inmediatamente es otra. Habrá otras que serán específicas de tu caso, tu infancia, tus creencias, y tus experiencias, que puede que tengas que tratar y eliminar. Quizás tu abuela fue criada para creer que los hombres nunca deberían cambiar pañales o ayudar a dar de comer al bebé y esa creencia te ha llegado a ti. Quizás vengas de una familia en la que tu madre se las apañó para tener hijos y un trabajo a jornada completa y tú tienes la creencia de que tomarte un tiempo de baja en el trabajo cuando lo necesitas es una debilidad. Empieza a darle un repaso al sistema de creencias que formó tu idea de lo que el embarazo y ser una nueva madre deberían ser, e identifica las creencias que obstaculizan que te cuides bien. Una vez las tengas identificadas, puedes trabajar para contrarrestarlas y enseñarle a tu cerebro que no son ciertas.

PIDE AYUDA

Esto se te va a tener que dar bien. Hazte la promesa a ti misma, y a mí, ahora mismo, de que vas a dejar de lado el actuar como una mártir. Sabes a lo que me refiero. Las personas con trastornos alimentarios, especialmente a los que tenemos una familia, nos encanta hacernos los mártires. Es parte de lo que nos traen nuestros genes de trastorno alimentario y definitivamente una tendencia que necesitas reprogramar neuronalmente.

El problema con la maternidad es que tiende a prestarse al martirio, con o sin trastorno alimentario que lo alimente. Siempre hay algo que hacer cuando tienes hijos. Lo entiendo. Nadie más hace las cosas exactamente de la manera que tú quieres que se hagan. También lo entiendo. Supéralo. El mundo no se va a caer si tú tampoco te caes. Déjale el lavavajillas a otra persona. Deja que el suelo se ensucie. Pásale las tareas de la colada a tu pareja. Sé que puede que sea mucho más fácil decirlo que hacerlo para muchas de vosotras, pero probablemente también puedes admitir que hay aspectos del cuidado de tu casa para los que podría pedir ayuda.

Recuerdo que haces unos ocho años estaba en casa de una amiga. Se suponía que teníamos que estar tomándonos un té, pero la realidad es que yo me estaba tomando un té y ella estaba corriendo por ahí detrás de su niña de 2 años. Su marido estaba sentado en la mesa conmigo y tras 45 minutos de quitar juguetes de por medio y ese tipo de cosas, ella finalmente vino y se sentó. Su culo apenas había tocado la silla cuando su hijo se tropezó con un motor y empezó a llorar. Se levantó de un saltó. Su marido ni pestañeo. Me daban ganas de darle una patada en la espinilla. Quizás tenía que haberlo hecho. La próxima vez que algo así ocurra, lo haré.

En su defensa, esa dinámica no era su culpa completamente. A menudo, cuando no dejamos a los demás que ayuden y les quitamos toda responsabilidad, les enseñamos a ser indefensos. Si dices, *"no te preocupes, voy yo"* cada vez que el niño llora, ¿cómo esperas que tu pareja siga ofreciéndote ayuda? Con el tiempo, simplemente asumirá que quieres hacerlo tú y ni siquiera lo intentará.

Y sí, sé que nadie más fregará el suelo tan bien como tú. Y, honestamente, ¿a quién le importa una mierda? Tu pareja ha fregado el suelo y se ha dejado los rincones. A nadie le importa. A nadie debería importarle porque no es importante. Deja que otras personas hagan las cosas y permíteles que las hagan peor que tu, y sé agradecida. Tu vida será un lugar mucho más bonito.

Si tienes el elemento mártir del trastorno alimentario, reconócelo, y haz algo para solucionarlo. A nadie le gustan los mártires, ni siquiera a mí, ¡y eso que solía serlo!

HAZTE RESPONSABLE

Ser madre o padre es una gran responsabilidad. Esa es exactamente la razón por la que yo nunca quiero serlo. Si tu has tomado la decisión de hacerlo, debes ser responsable. Sí, por el bebé, pero también por ti. Si tienes un historial de trastorno alimentario y te quedas embarazada, es tu responsabilidad asegurar que no entras en déficit energético. Esa es tu parte del contrato. Tu cuerpo se encargará prácticamente de todo lo demás relacionado con el embarazo. Todo lo que tienes que hacer es alimentarlo. Sin *peros* y sin excusas. Si no puedes cuidar de tu propio cuerpo, no deberías estar planteándote tener un hijo.

Eso es todo. Si estás embarazada: ¡Felicidades! Espero que sea lo que querías. No dejes que tu trastorno alimentario destruya lo que dicen que es una de las experiencias más mágicas que puede tener una persona.

Otros libros de Tabitha Farrar:

¡Rehabilitación, Reprogramación, Recuperación!: Cómo Recuperarse De Anorexia Para El Adulto Decidido

Reprogramación neuronal para la recuperación de trastornos alimentarios

Miedo a subir de peso: qué es. Por qué lo tienes. Cómo reprogramarlo

Printed in Great Britain
by Amazon

64624363R00037